Premiers secours à l'usage des randonneurs et alpinistes

Premiers secours à l'usage des randonneurs et alpinistes

Bruno Durrer / Hans Jacomet / Urs Wiget

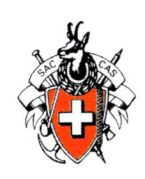

Editions du Club Alpin Suisse

1re édition 2000
© 2000 Editions du CAS
Tous droits réservés: Club Alpin Suisse
Traduction: Ruedi Meier
Texte/traitement des illustrations: Peter Vetsch, Coire
Impression: Benteli Hallwag Druck AG, Bern
Reliure: Schumacher AG, Schmitten
Printed in Switzerland
ISBN-No. 3-85902-191-5

Table des matières

Introduction	7
Préface	9
Accident, maladie… Que faire?	11
Lésions de l'appareil locomoteur	21
Traumatisme crânio-cérébral, lésions du dos	27
Lésions de la cage thoracique, de l'abdomen	35
Plaies / hémorragies / brûlures / insolation	41
Affections aiguës	51
Médecine de montagne	65
– Lésions dues au froid	67
– Avalanches	77
Affections liées à l'altitude	83
– Chute retenue par la corde / suspension à la corde	90
– Morsure de serpents	91
– Accidents dus à la foudre	93
Signaux de détresse en montagne	94
Sauvetage héliporté	95

Introduction

Alors qu'auparavant les activités exercées en montagne ou dans des terrains difficiles d'accès se résumaient pratiquement à l'alpinisme et à la randonnée, celles-ci se sont désormais multipliées avec l'apparition d'une nouvelle génération de loisirs sportifs, rendant d'autant plus nécessaire l'information sur les premiers soins à apporter à un blessé.

Car lorsqu'un accident se produit, il peut s'écouler un laps de temps relativement long jusqu'à l'arrivée des secours – et ce, malgré les moyens d'intervention actuels. Sans compter que des conditions météorologiques défavorables ou d'autres circonstances imprévues peuvent retarder encore l'intervention de l'équipe de sauvetage. Dans ce cas, les premiers soins prodigués par ceux qui accompagnent une personne accidentée peuvent se révéler d'une importance capitale. Or, la plupart du temps, on constate que ce n'est pas la volonté d'agir qui manque mais bien plutôt la connaissance du geste adéquat. De toute façon, quand on pratique un sport de montagne et pour savoir comment réagir en cas de «pépin», il est indispensable de connaître les types d'accidents ou d'affections qui surviennent le plus souvent en altitude. *Alpine Unfälle*, de Peter Forrer, paru en 1976, et *Premiers secours en montagne*, de Walter Odermatt en 1982, cherchaient tous deux à répondre à ce besoin. Cet ouvrage-ci s'inscrit dans la même perspective de mettre à disposition de ceux qui s'adonnent à un sport de plein air un manuel d'instructions simples, faciles à comprendre et adaptées aux connaissances les plus récentes en matière de soins pour que leur efficacité soit optimale.

Les fondements de ce *Premiers secours à l'usage des randonneurs et alpinistes* ont été tirés du matériel de présentation visuelle utilisé dans les cours de formation des sauveteurs du CAS, des guides de montagne, des conducteurs de chiens d'avalanche et des patrouilleurs de pistes. Le souhait de pouvoir disposer d'une documentation écrite a souvent été exprimé par les participants. C'est ce qui a incité la Commission de médecine du CAS et le groupe de travail «Formation» de la Société suisse de médecine de montagne (SSMM) à reformuler cette documentation et élaborer ce manuel. Celui-ci ne comporte donc que peu de textes. On y a en effet privilégié une transmission des connaissances basée d'abord sur une information graphique, faite de tableaux et de dessins qui permettent de saisir immédiatement les éléments essentiels à retenir.

Nous espérons aussi que la lecture de ce manuel va susciter chez nombre d'entre vous l'envie d'approfondir ces connaissances de premiers secours en participant à des cours organisés par samaritains ou autres professionnels de la santé. Quant à tous les sauveteurs déjà formés, qu'ils interviennent en montagne ou sur les pistes de ski, nous espérons qu'ils trouveront ici une sorte d'aide-mémoire qui les aidera à rafraîchir certaines notions importantes.

> Commission de médecine du CAS
> Société suisse de médecine de montagne (SSMM)
> Hans Jacomet, Bruno Durrer et Urs Wiget

Préface

Un accident peut se produire n'importe quand et surtout n'importe où. En altitude, aux risques inhérents à son propre comportement s'ajoutent souvent des dangers liés à des causes extérieures. Un saut pour enjamber un ruisseau, un léger déséquilibre suivi d'une réception hasardeuse… Résultat? Une cheville foulée! Et une glissade en apparence anodine sur le cône d'une avalanche: voilà une côte fracturée… Mais encore: faut-il s'inquiéter quand, par une journée claire et glaciale, le lobe de l'oreille se décolore? Et que faire si un randonneur ressent de fortes douleurs dans la poitrine juste avant de parvenir à un col?…

Ce manuel a été conçu pour apporter des réponses à de telles circonstances. De façon concise, il fournit les connaissances de base indispensables pour prodiguer les mesures de premiers secours sur place et sans perdre de temps – qu'il s'agisse d'un accident bénin ou grave. Grâce à sa présentation volontairement compacte, il peut aisément se glisser dans votre sac à dos; il devrait d'ailleurs toujours s'y trouver au même titre que la carte topographique. Car il n'y a pas pire expérience que d'être témoin d'une situation d'urgence en ne pouvant être d'aucun secours…

Bruno Durrer, Hans Jacomet et Urs Wiget sont médecins praticiens. Par leurs nombreuses activités dans le secteur du sauvetage aérien ou au sein de la Société suisse de médecine de montagne et de la nouvelle Commission de médecine du Club alpin suisse, ils peuvent faire valoir une large expérience dans des domaines très divers. Tous trois pourraient évoquer bien des moments difficiles vécus au cours de leurs interventions mais aussi combien d'anecdotes à l'issue heureuse! Et, en qualité d'instructeurs dans les cours de formation des organisations de sauvetage, ils ont également accumulé un matériel didactique précieux qui a permis l'élaboration de ce manuel.

Voici donc un petit ouvrage décrivant les mesures à prendre et les traitements à appliquer quand se produit un accident ou un malaise dans un endroit isolé et que l'aide des accompagnants peut se révéler vitale. Dans de tels cas, savoir réagir de façon adéquate et connaître les gestes qui sauvent est un devoir. Aucune excuse, alors, pour que ce manuel au format pratique ne trouve sa place dans votre sac! Ainsi, vous pourrez mettre à profit une journée où le mauvais temps vous retient à la cabane pour rafraîchir vos connaissances de premiers secours et être plus aptes à agir efficacement si les circonstances devaient l'exiger.

Au nom de tous les utilisateurs de ce *Premiers secours à l'usage des randonneurs et alpinistes*, je remercie chaleureusement ses auteurs qui ont su mettre une matière complexe à la portée de chacun. C'est aussi une satisfaction toute particulière pour les Editions du CAS de pouvoir offrir une information actualisée sur ce sujet. Certes, il en est des connaissances des premiers secours comme de l'air-bag de la voiture: il est précieux de savoir qu'on les possède... tout en espérant ne pas avoir à les utiliser!

C'est dans cet état d'esprit que je vous souhaite, chers lecteurs et lectrices, des courses passionnantes et sans incident de parcours.

                                          Martin Gurtner
                                          Commission des publications du CAS
                                          Oberwichtrach, octobre 1999

Accident, maladie ... Que faire ?
Les premières mesures

Accident, maladie... Que faire?

Les premières mesures

Eviter d'aggraver les dommages

- Se protéger des dangers, mettre le blessé à l'abri de la zone dangereuse
- S'assurer et assurer le blessé contre tout risque de chute
- Protéger le blessé ou le malade contre le froid et le rayonnement solaire

Avoir une vue d'ensemble de la situation

- Rester calme
- Agir sans précipitation

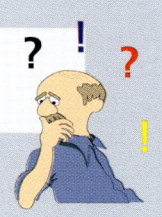

Vérifier les fonctions vitales

Répond-il?

Adresser la parole au blessé et tenter de le réveiller

Respire-t-il?

Regarder, tâter, écouter
Si aucun bruit de respiration n'est perceptible, il faut admettre que le blessé ne respire pas suffisamment.
En cas de doute: respiration artificielle!

Saigne-t-il?

Rechercher les hémorragies externes (également sous les vêtements) et les arrêter immédiatement!

Son pouls est-il perceptible?

Chercher le pouls à l'artère carotide ou à l'aine

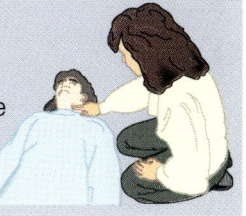

Mesures immédiates: les gestes qui sauvent 1

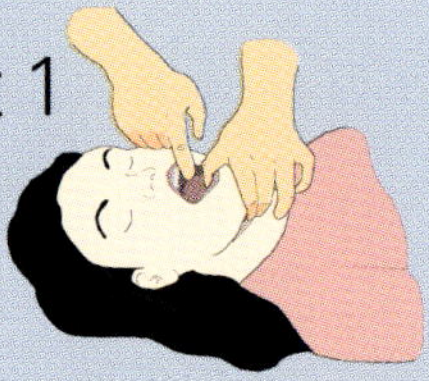

Dégager les voies respiratoires et les maintenir libres
Inspecter la bouche, retirer les corps étrangers

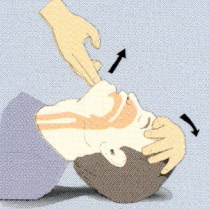

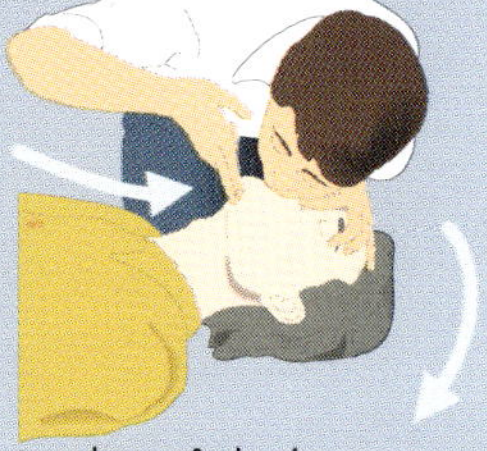

Bouche à nez ou bouche à bouche

Respiration
Renverser la tête en arrière, pousser la mâchoire inférieure contre la mâchoire supérieure, fermer la bouche avec le pouce

10 à 12 insufflations/minute

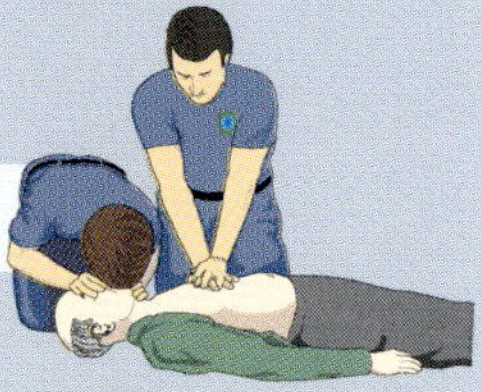

Massage cardiaque et respiration artificielle

Circulation
Réanimation cœur-poumons seulement par des personnes formées (cours de réanimation)

Mesures immédiates: les gestes qui sauvent 2

Position latérale en cas d'inconscience

- Placer toute personne inconsciente dans une position latérale stable
- Toute personne inconsciente doit être considérée comme blessée à la colonne vertébrale, donc à manipuler avec la plus grande précaution.

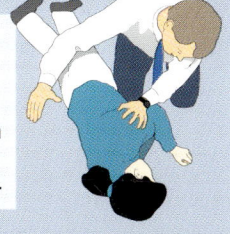

Arrêter l'hémorragie

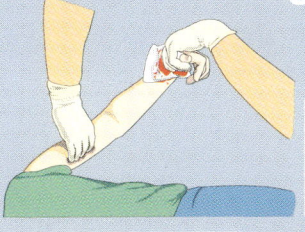

- Pression directe sur la plaie
- Pansement compressif

Position de choc, si nécessaire

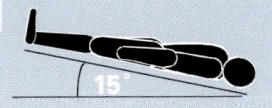

Evaluation générale de l'état du blessé

Après l'évaluation et/ou le rétablissement des fonctions vitales :

→ Examen systématique du blessé de la tête aux pieds

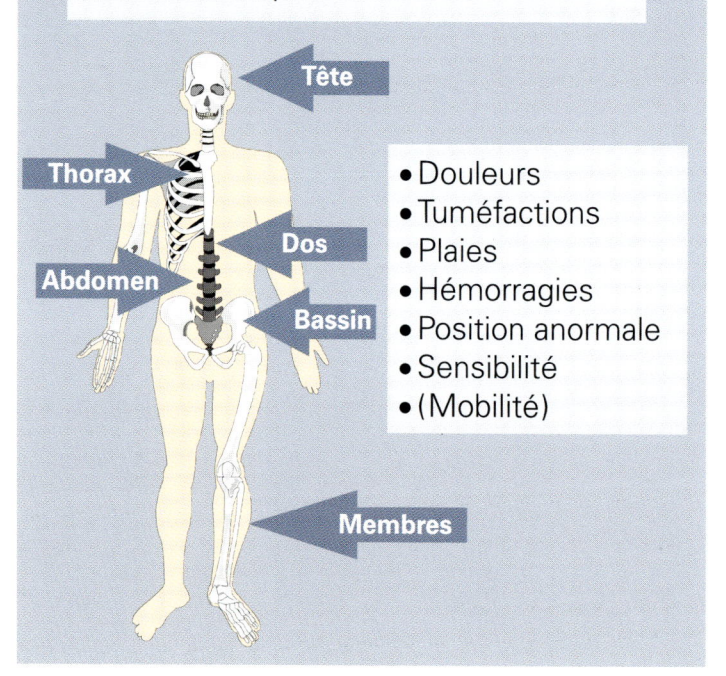

- Tête
- Thorax
- Dos
- Abdomen
- Bassin
- Membres

- Douleurs
- Tuméfactions
- Plaies
- Hémorragies
- Position anormale
- Sensibilité
- (Mobilité)

Accident, maladie … que faire ? 17

Organiser l'aide

- **Comment:**

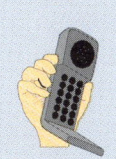

Téléphone (144)/radio/téléphone portable

- **Organisation / moyens:**

Police / ambulance / pompiers / secours en montagne / organisations de sauvetage aérien

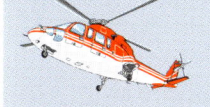

- **Donner l'alarme:**
  - **Qu'est-ce** qui est arrivé, **comment** et **quand** ?
  - **Où** l'accident s'est-il produit ?
    (désignation du lieu/coordonnées)
  - **Qui** donne l'alarme ?
  - **Blessés (combien?)**
    - Age
    - Lésions/maladies
    - Etat de conscience
    - Respiration/circulation sanguine
  - Pour **l'intervention de l'hélicoptère**
    - Météo, place d'atterrissage, obstacles

Positions

La position correcte réduit le risque de danger de mort, ménage la partie blessée du corps et soulage les souffrances.

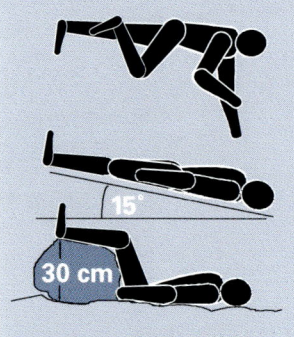

Position latérale stable
(perte de connaissance)

Position de choc
(en cas d'état de choc)

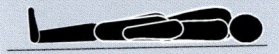

15°
30 cm

Position sur le dos
(lésions dorsales)

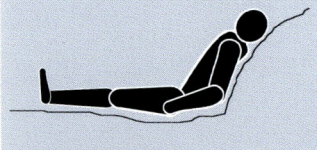

Position buste surélevé
(difficultés respiratoires, problèmes cardiaques)

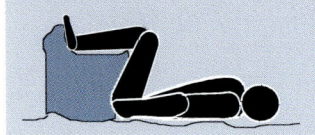

Position jambes repliées
(lésions abdominales)

Certaines positions peuvent être combinées entre elles

# Surveillance d'un blessé

La surveillance est possible sans le recours à des moyens auxiliaires

Degré de conscience
Clair, somnolent, confus, inconscient

Pouls
Fréquence, intensité, régularité

Respiration
Fréquence de la respiration, mouvements respiratoires

Pupilles
Réaction, dimension, symétrie

Peau
Coloration, transpiration, température

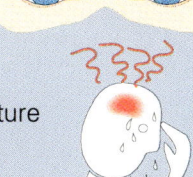

Consigner les observations si possible avec indication de l'heure

Lésions de l'appareil locomoteur

Lésions de l'appareil locomoteur

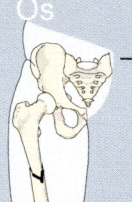

Os
– Fracture (ouverte/fermée)

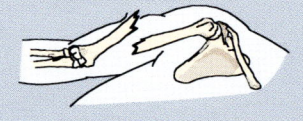

Articulations, capsules et ligaments
– Déboîté = luxation
– Claquage, entorse, élongation
– Déchirure de la capsule et des ligaments

Muscles et tendons
– Contusion, écrasement
– Elongation/claquage
– Déchirure de muscles et de tendons

(par exemple tendon d'Achille)

Fractures

A distinguer:

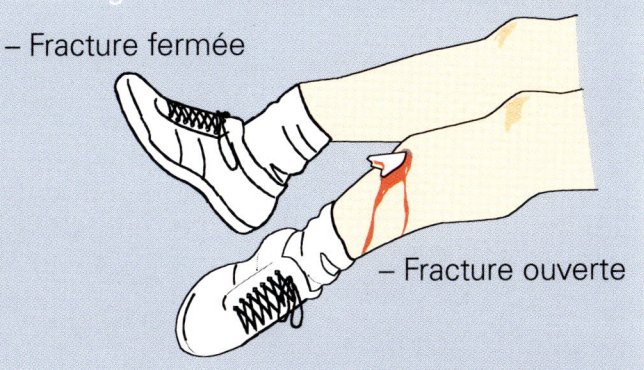

- Fracture fermée
- Fracture ouverte

Diagnostic d'une fracture

- Douleur
- Enflure
- Perte de la fonction
- Mobilité anormale (ne pas tester!)
- Eventuellement position anormale
- Friction des os lors de mouvements (ne pas tester!)

Traitement des fractures

Fractures fermées

- Fixation de la fracture (sous traction) et des deux articulations voisines

  (Amener le matériel de fixation vers le blessé et le bouger le moins possible)

  Traction

- Calmer les douleurs

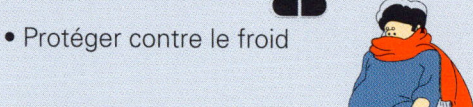

- Protéger contre le froid

- Transporter le blessé avec ménagement, en le surveillant

Fractures ouvertes

- Couper et ôter les vêtements et panser **proprement** la plaie, puis la traiter de la même manière que les fractures fermées

Risques en cas de fracture

- Blessure de nerfs (fracture du bras, partie supérieure)
- Atteinte de vaisseaux sanguins
- Etat de choc suite à une importante perte de sang
- Infection de fractures ouvertes

En présence de fractures, il faut toujours examiner la sensibilité et si possible le pouls de l'extrémité touchée (pas toujours possible au pied).

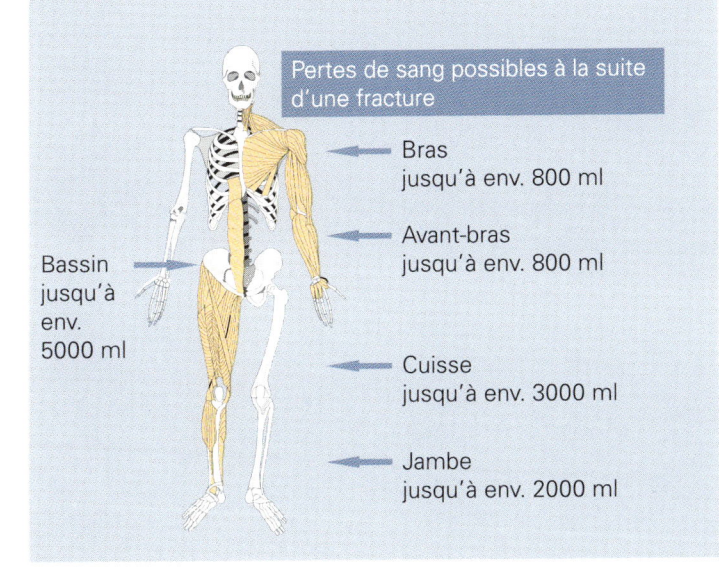

Pertes de sang possibles à la suite d'une fracture

Bras
jusqu'à env. 800 ml

Avant-bras
jusqu'à env. 800 ml

Bassin
jusqu'à env. 5000 ml

Cuisse
jusqu'à env. 3000 ml

Jambe
jusqu'à env. 2000 ml

Lésions des articulations et des muscles

Causes

- Impact direct/coup
- Rotation forcée/traction

Diagnostic

- Douleurs, douleur à la pression localisée, enflure
- Incapacité partielle ou totale de mouvements

Luxation
- Aspect anormal de l'articulation
- Impossible de bouger l'articulation
- Souvent une position anormale lâche du membre concerné

Traitement

- Repos
- Glace
- Compression
- Surélévation

En cas de luxation:

- transporter le blessé dans la position provoquant le moins de douleurs (par exemple, avec une luxation de l'épaule, le blessé devrait tenir lui-même son bras)
- donner des analgésiques, si possible
- en cas de luxation des grandes articulations, évacuation par hélicoptère selon le lieu de l'accident

Traumatisme crânio-cérébral, lésions du dos

Traumatisme crânio-cérébral (TCC)

Conséquence d'un choc violent sur la tête, avec lésions possibles des parties molles, des os, des vaisseaux, du cerveau

Types de chocs violents:

- tranchants (coupure, coup, coup de feu, impact)
- contondants (compression, écrasement)

→ lésions du crâne ouvertes ou fermées

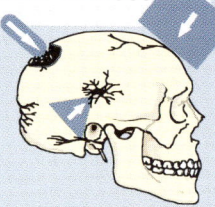

Attention!

- L'état de conscience peut se modifier en quelques minutes
- Souvent accompagné d'autres atteintes (lésion de la colonne cervicale etc.)
- Danger de mort lorsque le cerveau est touché avec perte de connaissance (danger d'étouffement)

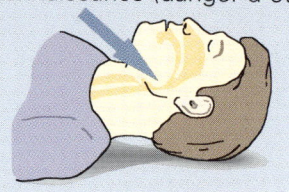

TCC Lésions et conséquences

Atteintes au cerveau

- Commotion cérébrale: état d'inconscience (moins d'une heure), amnésie quant aux circonstances de l'accident, maux de tête, nausées, vomissements (pas de lésions au cerveau)

- Contusion cérébrale: état d'inconscience (plus d'une heure), nausées, vomissements, trous de mémoire, fonctions cérébrales troublées (lésions de la matière cérébrale)

Lésions de vaisseaux avec hémorragie cérébrale

- La pression croissante sur le cerveau d'un épanchement de sang provoque des lésions cérébrales.

- Le blessé peut être inconscient, après un TCC, pendant une durée plus ou moins longue, se réveille (intervalle libre), somnole de nouveau et perd connaissance.

→ Hémorragie cérébrale

Différence des pupilles!

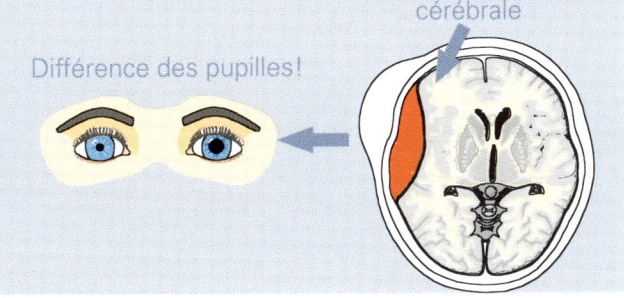

Questions importantes en cas de TCC

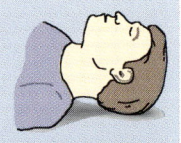

– Quand la perte de connaissance est-elle intervenue ?

– Combien de temps a duré cet état ?

– Intervalle libre ?

– Est-ce que le blessé se souvient du déroulement de l'accident ?

– Où le blessé saigne-t-il ?

– Y a-t-il épanchement de sang autour des yeux ?

– Réaction des pupilles, différence des pupilles, troubles des mouvements ou de la sensibilité ?

– Maux de tête, nausées, vomissements ?

Dangers inhérents au TCC

- Inconscience → étouffement
- Lors d'hémorragie cérébrale/de lésions au cerveau → danger de mort
- En cas de fractures du crâne → lésions directes au cerveau

Mesures

Troubles des fonctions vitales

→ Mesures immédiates pour sauver la vie, position latérale

Plaies sanglantes

→ Pansement compressif, position buste surélevé

TCC ouvert

→ Pansement aussi stérile que possible

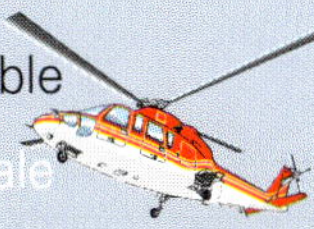

En cas de suspicion d'hémorragie cérébrale

→ Evacuation rapide avec ménagement, tout en surveillant les fonctions vitales

Position couchée du blessé

→ conscient → buste surélevé
inconscient → position latérale

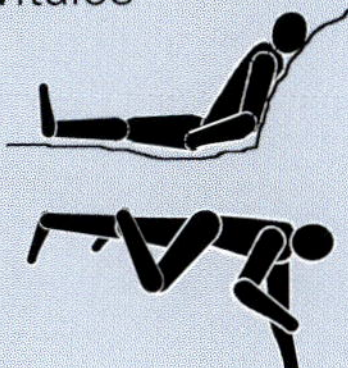

Immobilisation de la colonne cervicale (minerve, collerette pour le cou)

Si disponible: oxygène

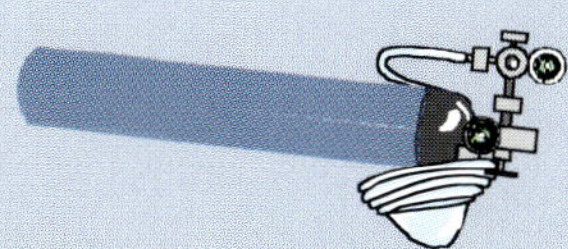

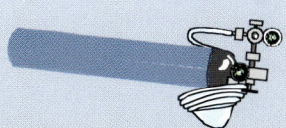

Lésions du dos

En présence d'une lésion du dos:

la moelle épinière peut être endommagée et provoquer

– une **tétraplégie** (colonne cervicale)

ou

– une **paraplégie** (colonne vertébrale dorsale ou lombaire).

> ➡ Chaque lésion dorsale doit être traitée comme une fracture de vertèbres jusqu'au moment où la radiographie infirme cette hypothèse.
>
> ➡ Toute victime d'accident en état d'inconscience est potentiellement un blessé du dos!
>
> ➡ Il faut absolument éviter les transports «improvisés» inadéquats.
>
> ➡ Les fonctions vitales sont prioritaires.

Diagnostic

Reconstituer le déroulement de l'accident, interroger le blessé ou les témoins

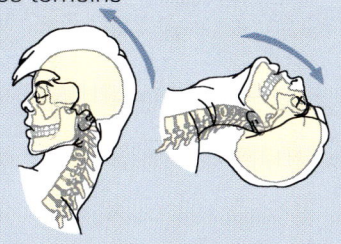

Douleurs à la pression au niveau de la colonne vertébrale

Examiner avec précaution

Troubles de la sensibilité et/ou paralysies

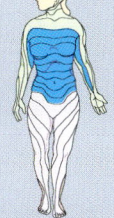

Détresse respiratoire ou éventuellement paralysie de la respiration en cas de lésions de la colonne cervicale

Mesures

- Ne déplacer un blessé à la colonne vertébrale que d'un seul bloc, c'est-à-dire sans aucun mouvement de flexion, aides en nombre suffisant, immobiliser la colonne cervicale

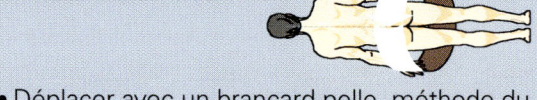

- Déplacer avec un brancard-pelle, méthode du pont ou de la pelle, aides en nombre suffisant

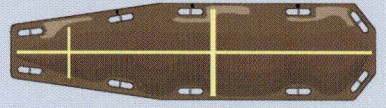

➡ **Eviter toutes les forces de cisaillement ou de torsion**

- Attente et transport en position dorsale sur un matelas gonflable, minerve pour le cou

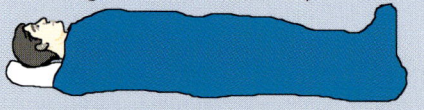

- Ne pas oublier la protection contre le froid
- Surveillance constante de la respiration

Lésions de la cage thoracique, de l'abdomen

Lésions de la cage thoracique

Causes

- Lésion contondante fermée (chute, chute de pierres)
- Blessure ouverte

Lésions fermées

- Fractures de côtes isolées
- Fractures de plusieurs côtes (fractures de côtes en série)
- Traumatisme cardiaque

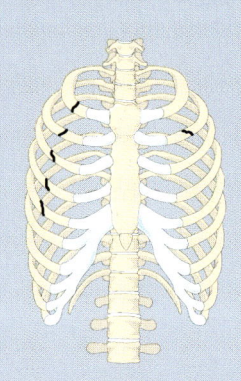

Blessures ouvertes

➡ Danger de mort

Diagnostic et mesures

Symptômes

- Douleurs en relation avec la respiration
- Respiration rapide, superficielle
- Détresse respiratoire croissante, anxiété
- Etat de choc lors d'hémorragies internes ou externes, ou lors de traumatisme cardiaque

Mesures

- Position buste surélevé
- En cas de perte de connaissance, position latérale sur le côté blessé
- Analgésique
- Oxygène, si disponible
- Ne rien donner à boire
- Panser proprement les plaies ouvertes (pansement lâche, non hermétique), ne pas retirer les corps étrangers

Lésions de l'abdomen

Causes

– Lésions contondantes fermées
– Blessures ouvertes

Lésions ouvertes/ fermées

- De l'estomac et des intestins
- Des grands organes
  – la rate
  – le foie
- Des voies urinaires
  – les reins
  – la vessie
  – les organes génitaux externes

Les lésions ouvertes de l'estomac sont rares en montagne, mais dangereuses.

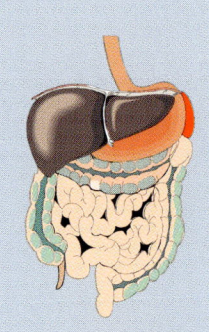

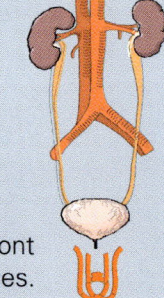

Diagnostic et mesures

Symptômes

- Marques de contusion
- Fortes douleurs croissantes
- Event. lésions ouvertes avec saillie de l'estomac et des intestins
- Event. durcissement du ventre
- Event. symptômes d'état de choc
- Event. corps étranger planté dans le ventre

Mesures

- Ne pas repousser les intestins sortis de la plaie, recouvrir proprement
- Panser proprement les plaies ouvertes
- Ne pas retirer les corps étrangers
- Position avec jambes repliées (possibilité de combiner avec position d'inconscience ou de choc)
- Ne rien donner à boire
- Evacuation rapide

Plaies/hémorragies/ brûlures/insolation

La peau …

protège l'intérieur du corps
- des atteintes mécaniques, chimiques ou thermiques
- de l'action du rayonnement solaire
- de l'intrusion d'agents pathogènes

aide à la régulation
- de la température corporelle
- de l'économie des liquides

sert
- d'organe du toucher, de la perception, de la douleur et de la température

Lésions externes

Lésions ouvertes

Caractérisées par:
- l'ouverture de la plaie
- les marges de la plaie
- la surface de la plaie

Différenciation selon la violence du choc et l'aspect de la plaie:
- écorchures
- plaies par déchirure et contusion
- coupures
- piqûre
- empalement
- morsures

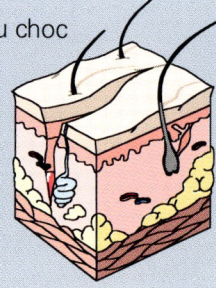

Mesures

Toute plaie
- provoque des douleurs
- peut saigner
- est menacée d'infection

Réconforter le blessé
- Le calmer
- L'installer dans une position confortable

Dans un environnement calme avec lumière favorable
- Nettoyage grossier de la plaie et de ses alentours
- Désinfection légère, sans emploi de poudre, pas de pommades ou de «remèdes de bonne femme»
- Ne pas retirer les corps étrangers profondément enfoncés
- Appliquer un pansement propre, non hermétique

Traitement médical (dans les 6 heures), si:
- la dernière vaccination contre le tétanos date de plus de 5 ans
- plaies sur des articulations, au visage, ou quand il s'agit d'enfants et de personnes âgées
- en cas de doutes sur le traitement appliqué

Arrêter une hémorragie

Pour stopper une hémorragie externe, il faut prendre les mesures suivantes:

- Coucher le blessé

- Surélever le membre qui saigne

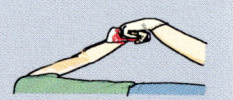

- Exercer une pression directe sur la plaie

- Poser un premier pansement compressif

- Puis un deuxième pansement compressif

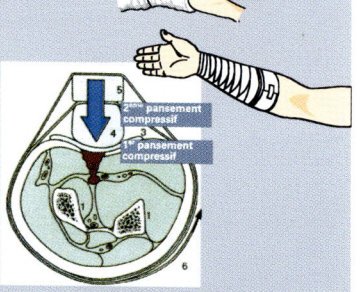

- Dans les cas extrêmes seulement, installer un garrot (noter l'heure), vérifier toutes les 20 à 30 minutes, évacuation rapide

Etat de choc à la suite d'une hémorragie

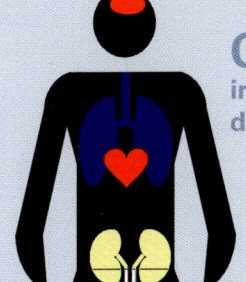

Choc = irrigation sanguine insuffisante des organes vitaux

Symptômes de l'état de choc

- Pouls faible, rapide
- Pâleur de la peau
- Transpiration froide
- Troubles de l'état de conscience

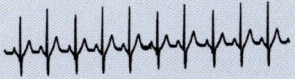

Faible, pâle, moite

Mesures

- Stopper l'hémorragie le plus vite possible
- Position de choc
- Protection contre le froid et l'humidité
- Combattre les douleurs

→ **Fixation des membres atteints**

- Paroles réconfortantes et surveillance du blessé

Lésions causées par la chaleur

Brûlures et brûlures chimiques provoquent des lésions cutanées qui réclament un traitement similaire.

La règle de neuf pour l'évaluation de la surface brûlée du corps:

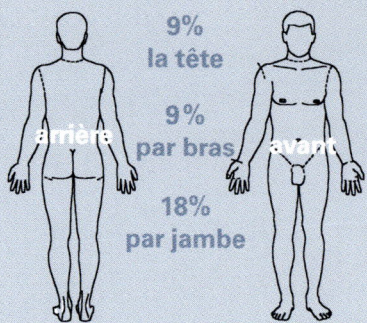

- 9% la tête
- 9% par bras
- 18% par jambe

(arrière / avant)

Traitement
- Couper l'apport de chaleur (éteindre)
- **Refroidir** avec de l'eau (15 à 20°) durant 20 à 30 minutes
- Event. ôter les vêtements non collés
- Pansement stérile
- Ne pas percer les cloques
- Pas de «remèdes de bonne femme» (farine, beurre, etc.)
- Event. donner à boire (1 litre d'eau + 1 cuillère à café de sel de cuisine)

Coups de soleil

- Causés surtout par les rayons ultraviolet-B
- Le rayonnement le plus intense se situe autour de midi.
- L'intensité du rayonnement augmente avec l'altitude.
- Formation de cloques ⟶ brûlure du 2e degré

Prévenir vaut mieux que guérir!
- Produits de protection solaire
- Eviter l'exposition au rayonnement

Traitement
- Refroidir
- Appliquer un pansement stérile lors de la formation de cloques

⟹ Plus de 15% au 2e degré ⟶ médecin ou hôpital

Insolation

Irritation des méninges due au rayonnement solaire sur une tête non couverte

Symptômes

- Maux de tête, vertiges, visage cramoisi
- Vomissements
- Raideur de la nuque
- Troubles de l'état de conscience

Coup de chaleur

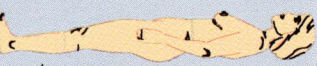

Accumulation de chaleur dans le corps jusqu'à plus de 40°

Symptômes

- Maux de tête et vertiges
- Fièvre élevée, soif
- Peau sèche, chaude
- Pouls rapide et faible ➡ état de choc
- Troubles de l'état de conscience, perte de connaissance

Insolation/coup de chaleur

Traitement

- Mettre la victime à l'ombre, ouvrir les vêtements
- Refroidir avec de l'eau ou des linges humides
- Position buste surélevé
- Si le patient est pleinement conscient, le faire boire

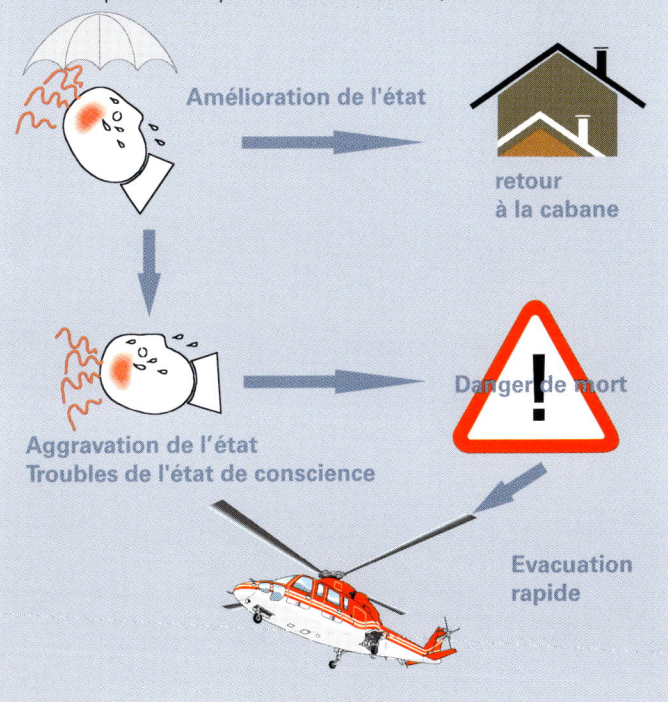

Amélioration de l'état → retour à la cabane

Aggravation de l'état
Troubles de l'état de conscience → **Danger de mort**

Evacuation rapide

Ophtalmie des neiges

Inflammation intense de la cornée et de la conjonctive due au rayonnement ultraviolet

Symptômes

- Sensation de corps étranger, de «sable dans les yeux»
- Douleurs oculaires, crampes des paupières
- Larmoiement

Traitement

- Placer le patient dans un endroit tranquille et sombre
- Refroidir avec des compresses humides
- Appliquer des sachets de thé noir humides
- Event. gouttes oculaires
- Pas d'amélioration ➝ médecin ou hôpital

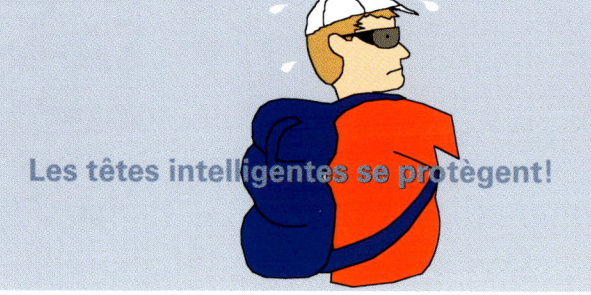

Les têtes intelligentes se protègent!

Affections aiguës

Affections aiguës

Symptômes de référence

- Troubles de l'état de conscience
- Détresse respiratoire
- Crise de convulsions
- Hémorragies
- Maux de tête
- Douleurs thoraciques
- Maux de ventre

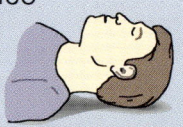

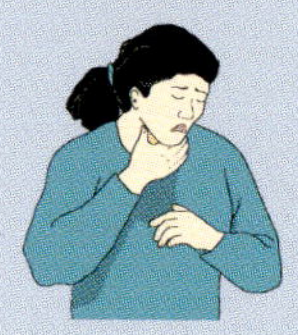

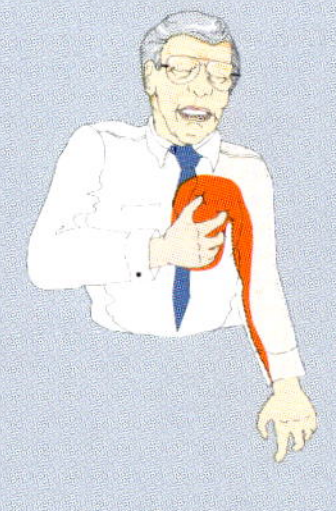

Troubles de l'état de conscience

Niveau de conscience

- Eveillé, orienté
- Eveillé, confus
- Somnolent, peut être réveillé
- Ne se réveille pas, réagit à la douleur
- Ne se réveille pas, ne réagit pas à la douleur

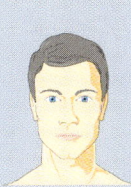

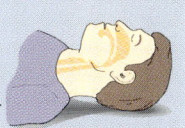

Diagnostics possibles

- Lésions au cerveau
- Collapsus (mauvaise régulation de la circulation)
- Etat comateux de cause métabolique
- Empoisonnement

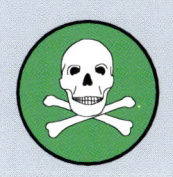

Les causes les plus fréquentes des troubles de l'état de conscience

Attaque cérébrale, hémorragie cérébrale

- Rétrécissement ou obstruction d'un vaisseau sanguin du cerveau
- Epanchement de sang dans le cerveau
  - ➡ Hémiplégie, paralysie des muscles faciaux et incapacité de parler, se manifestant soudainement

Epilepsie

- Trouble du fonctionnement cérébral qui peut aussi se manifester à la suite d'une lésion cérébrale
  - ➡ Perte de connaissance pouvant aller de quelques minutes à des heures, avec chute subite et crise de convulsions
  - ➡ Occasionnellement morsure de la langue et perte d'urine

Diabète

- L'insuline, produite dans le pancréas, régularise le niveau de glucose (sucre) dans le sang.
- Fonctionnant de manière insuffisante, le pancréas ne produit pas assez d'insuline.
  - ➡ Les diabétiques s'injectent eux-mêmes l'insuline et portent sur eux un document adéquat pour les cas d'urgence.
  - ➡ Un niveau de glucose trop élevé ou trop bas après un effort entraîne une perte de connaissance.

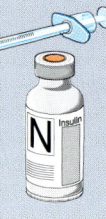

Maladies aiguës

Les causes les plus fréquentes des troubles de l'état de conscience

Alcool, drogues

- Altération du système nerveux central due à l'alcool en fonction de sa concentration
  - ➡ Dégradation de la capacité de concentration et de réaction
- L'alcool dilate les vaisseaux sanguins
  - ➡ Plus grande diffusion de la chaleur et risque d'hypothermie
- En cas de surdose, les drogues dures peuvent provoquer la perte de connaissance et la mort (chercher les points d'injection).

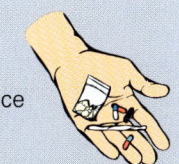

Traitement

- Toute personne inconsciente doit impérativement être mise avec précaution en position latérale stable.
- S'informer auprès de tiers
- Surveillance
- Diabétiques: administration de sucre

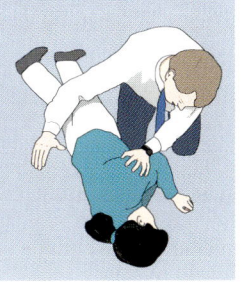

Détresse respiratoire

Respiration normale
12 à 15 mouvements respiratoires par minute

Symptômes de détresse respiratoire
- Fréquence respiratoire plus élevée
- Décoloration du visage (lèvres bleutées)
- Ongles bleutés

Les causes les plus fréquentes de la détresse respiratoire

Obstruction des voies respiratoires supérieures
– Corps étranger dans la gorge
– Enflure en cas d'allergie

Asthme
– Toux
– Expiration rendue difficile

Embolie pulmonaire
– Détresse respiratoire subite
– Fortes douleurs

Pneumonie / pleurésie
– Fièvre, toux, expectoration
– Douleurs lors de la respiration

Défaillance cardiaque avec œdème pulmonaire ou lors d'œdème pulmonaire dû à l'altitude
– Eau dans les poumons
– Toux, expectoration

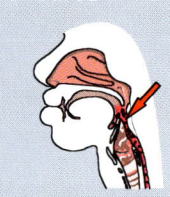

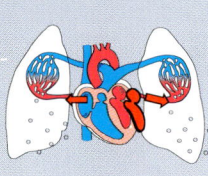

Maladies aiguës 57

Détresse respiratoire

Mesures

- Dégager les voies respiratoires/ les maintenir libres

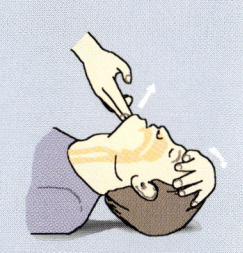

- Position buste surélevé

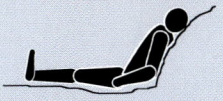

- Si disponible, administration d'oxygène

- La personne souffrant d'asthme est en possession d'un spray.

- Calmer le malade

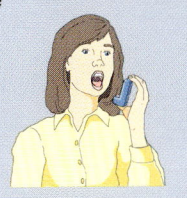

- Evacuation rapide avec ménagement

Crise de convulsions

Diagnostics possibles, traitement

Crise d'épilepsie
Morsure de la langue, perte de connaissance, perte d'urine et défécation

- Maintenir libre les voies respiratoires, évent à l'aide d'une «pipe Mayo»

Tétanie par hyperventilation
Agitation psychique, respiration profonde, fourmillements dans les membres et le visage, contractures musculaires souvent localisées aux extrémités des membres

- Calmer le malade, le faire respirer dans un sac en plastique

Spasmes dus à des troubles psychiatriques
Situations psychiques exceptionnelles

- Calmer le malade, mesures spéciales de sécurité lors du transport

Hémorragies

Diagnostics possibles
- Saignement de nez
- Hémorragies dans les organes digestifs
- Hémorragies dans les poumons
- Hémorragies gynécologiques

Symptômes possibles
- Saignement de nez: tension artérielle élevée
- Vomissement de sang lors d'hémorragies de l'œsophage
- Vomissement de sang genre «marc de café» lors d'hémorragies de l'estomac
- Selles noires lors d'hémorragies des intestins
- Hémoptysie (toux moussue) lors d'hémorragies pulmonaires
- Hémorragies vaginales lors de problèmes gynécologiques (par exemple fausse couche)

Mesures
- Position de choc si nécessaire
- Position demi-assise lors d'hémorragies pulmonaires
- Evacuation rapide avec ménagement

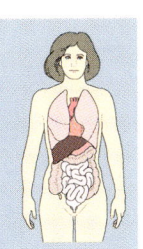

Maux de tête

Diagnostics possibles

- Crise de migraine
- Hémorragie cérébrale
- Coup de soleil
- Mal aigu des montagnes

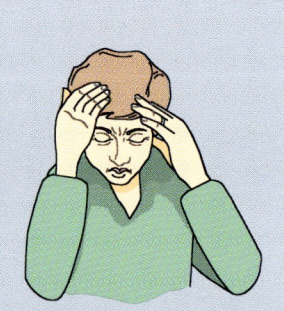

Symptômes possibles

- Nausées et vomissements lors des crises de migraine
- Nausées et vomissements lors du mal des montagnes
- Troubles de l'état de conscience allant jusqu'à la perte de connaissance

Traitement

- Comprimés contre les maux de tête lors de migraine
- Refroidir lors d'un coup de soleil
- Sinon, calmer et évacuer avec ménagement
- Comprimés contre les douleurs (Aspirine) lors du mal aigu des montagnes; si aucune amélioration, descente à plus faible altitude

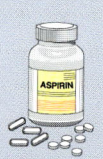

Douleurs thoraciques

Diagnostics possibles

- Angine de poitrine
- Infarctus du myocarde

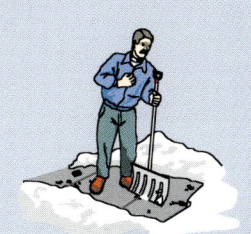

Symptômes possibles

- Irradiation des douleurs dans le bras gauche, l'épaule gauche et la mâchoire inférieure
- Pouls irrégulier lors d'infarctus du myocarde
- Symptômes de choc: défaillance cardiaque

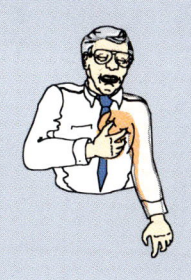

Angine de poitrine

- Approvisionnement en oxygène diminué temporairement et de façon **réversible** du muscle cardiaque en raison du rétrécissement d'un vaisseau coronaire ⟶ **douleur**
- Intervient lors d'efforts physiques et de stress
- Amélioration au repos

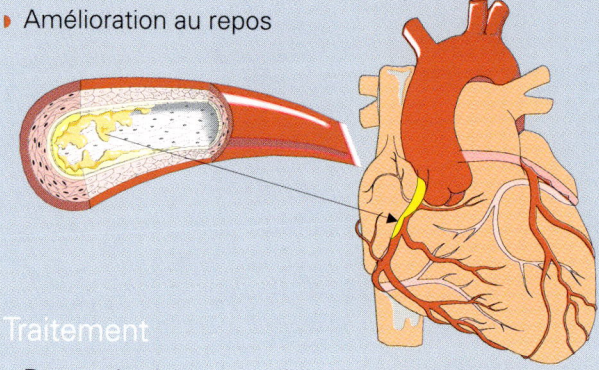

Traitement

- Repos physique
- Position buste surélevé, calmer
- Oxygène et médicaments à base de nitroglycérine
- Consultation du médecin

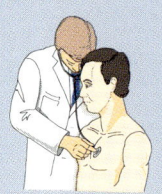

Infarctus du myocarde

- Obstruction définitive et **irréversible** d'un vaisseau coronaire, entraînant le dépérissement de la partie correspondante du muscle cardiaque
- Douleurs permanentes et violentes intervenant subitement, avec irradiation dans le bras gauche et la mâchoire inférieure
- Pas d'amélioration au repos

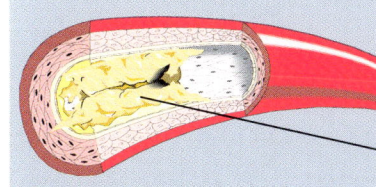

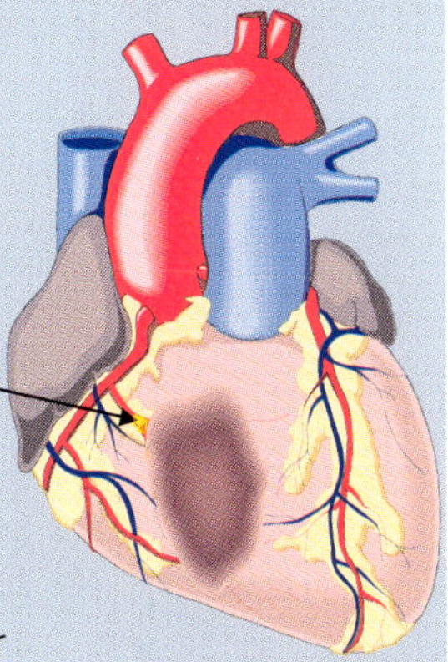

Traitement

- Repos physique absolu
- Position buste surélevé, calmer
- Oxygène 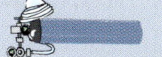
- Médicaments à base de nitroglycérine, analgésique
- Evacuation du malade avec ménagement en le surveillant (troubles du rythme cardiaque)

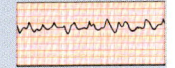

Maux de ventre

Diagnostics
- Appendicite
- Colique hépatique (calculs biliaires)
- Colique néphrétique (calculs rénaux)

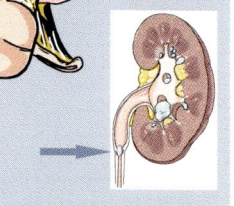

Symptômes possibles
- Nausées, vomissements, douleurs dans la partie droite du bas ventre lors d'appendicite
- Douleurs du genre colique (convulsives, se produisant par intervalles) et douleurs à la pression dans l'abdomen supérieur droit, irradiation vers le dos en cas de colique hépatique
- Douleurs du genre colique dans la région des reins, irradiation au dos et à l'aine en cas de colique néphrétique

Traitement
- Ne rien donner à manger ni à boire
- Event. analgésique lors de coliques
- Position jambes repliées lors de maux de ventre, position de choc en cas d'état de choc
- Evacuation avec ménagement

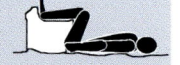

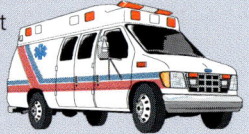

Médecine de montagne

Problèmes spécifiques liés à l'accident en montagne

Temps d'alarme

Les radios de secours permettent de donner l'alarme plus rapidement ⟶ canal E 161.300 MHz.

Climat/météo

En montagne, tout blessé doit être protégé du froid.

Terrain difficile

Opérations de sauvetage plus difficiles

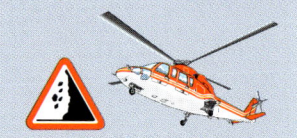

Problèmes médicaux particuliers

- Lésions dues au froid
- Avalanches
- Affections liées à l'altitude
- Chute retenue par la corde, suspension à la corde
- Accidents dus à la foudre

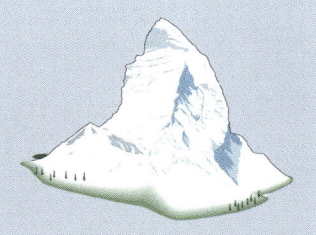

Lésions dues au froid

Différenciation

– Refroidissement généralisé
 (= hypothermie)

– Gelures locales

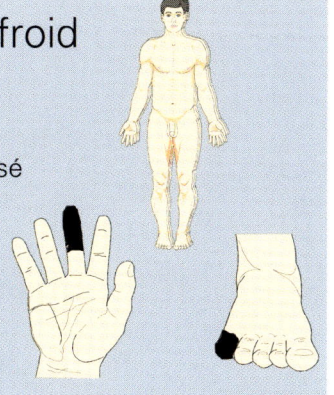

Facteurs contribuant aux lésions dues au froid

La nature:

– température
– vent!
– taux d'humidité

L'homme:

– habillement inadéquat
– blessures
– épuisement
– manque d'entraînement et d'expérience
– alcool / nicotine / médicaments

Effets du froid

Le refroidissement ralentit le métabolisme.

L'hypothermie protège les organes vitaux du manque d'oxygène.

Conséquences

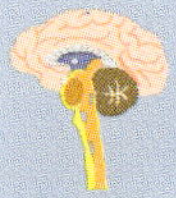

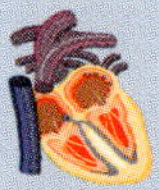

Diminution de l'activité avec affaiblissement de l'état de conscience et finalement perte de connaissance

Abaissement du rythme cardiaque; vers 30°C environ, risque d'arrêt cardiaque

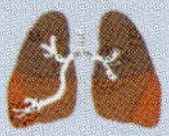

Diminution de la fréquence respiratoire

Mouvement enveloppe-noyau

Maintien de la chaleur dans le noyau du corps
Centralisation de la circulation

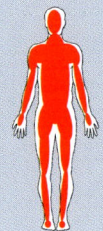

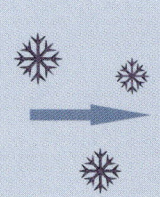

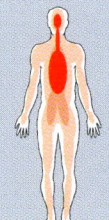

Le sauvetage peut tuer!

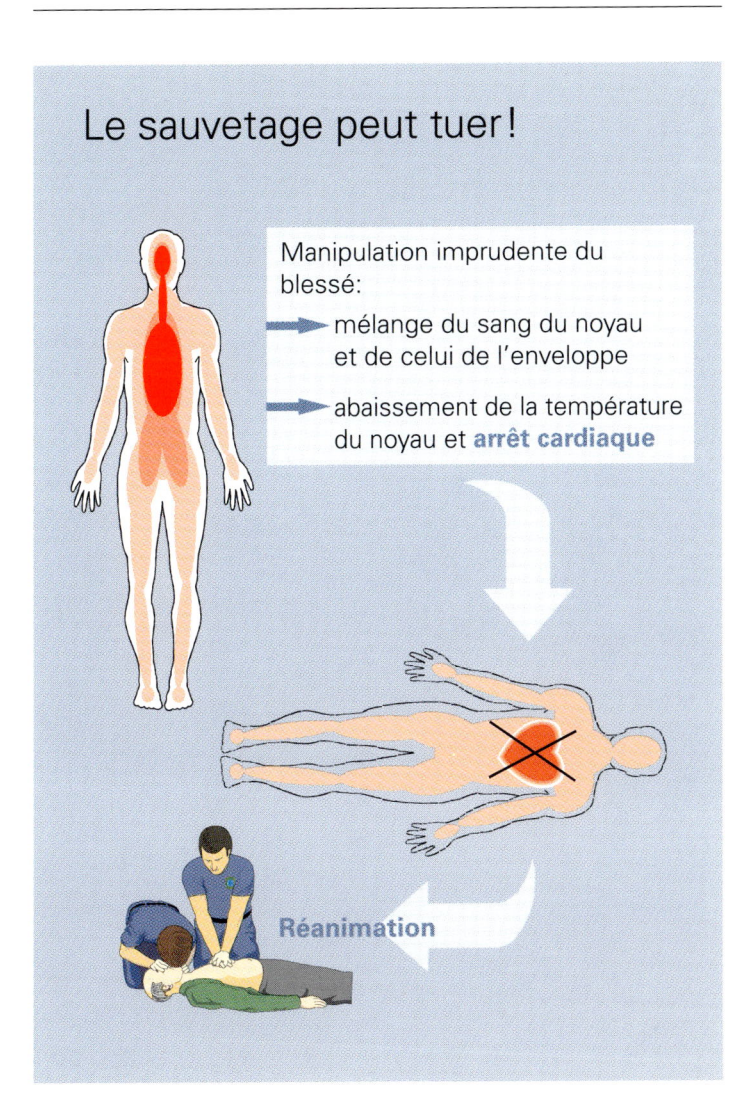

Manipulation imprudente du blessé:

→ mélange du sang du noyau et de celui de l'enveloppe

→ abaissement de la température du noyau et **arrêt cardiaque**

Réanimation

Refroidissement généralisé

(Hypothermie)

Définition: baisse de la température du noyau du corps en dessous de 35°C

L'hypothermie est divisée en **4 stades.**

Stade I

Température du noyau du corps environ 37 à 32°C

Symptômes
- **Etat de conscience claire**
- **Frissons thermiques**
- Respiration profonde et accélérée
- Tension artérielle augmentée et rythme cardiaque accéléré

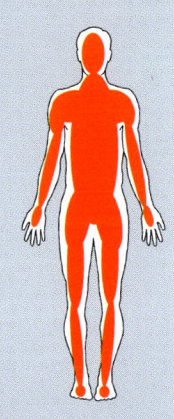

Mesures
- **Protection contre un refroidissement**
- Faire bouger prudemment
- Boissons chaudes sucrées

Stade II

Température du noyau du corps environ 32 à 28°C

Symptômes
- **Etat de conscience troublée**
- **Absence de frissons thermiques**
- Respiration lente et superficielle
- Tension artérielle et rythme cardiaque en baisse

Mesures
- **Protection contre un refroidissement supplémentaire**
- Sachets chauffants sur le tronc
- Bouger la personne le moins possible (une manipulation inadaptée peut entraîner la mort)
- Boissons chaudes seulement si le patient peut avaler de manière sûre
- Surveillance étroite

Stade III

Température du noyau du corps environ 28 à 24°C

Symptômes
- **Sans connaissance**
- Respiration superficielle et irrégulière
- Tension artérielle à peine mesurable, le rythme cardiaque peut être très lent

Mesures
- **Protection contre un refroidissement supplémentaire**
- Bouger la personne le moins possible (attention aux manipulations inadéquates)
- Surveillance étroite
- Evacuation dans un centre hospitalier

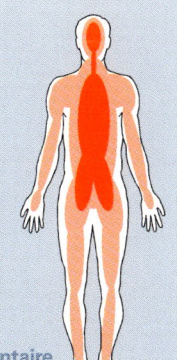

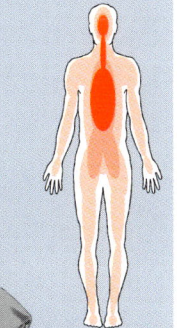

Stade IV

Température du noyau du corps en dessous de 24°C

Symptômes

– Sans connaissance
– Pas de pouls
– Pas de respiration
– **«Mort apparente»**

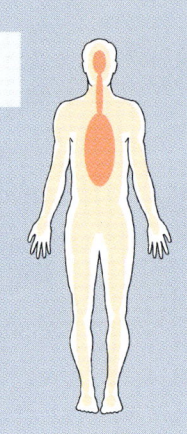

Mesures

- **Protection contre un refroidissement supplémentaire**
- Sachets chauffants sur le tronc
- Respiration artificielle et massage cardiaque
- Si disponible, oxygène tempéré et humide
- Evacuation dans un centre hospitalier

➡ Ne changer les habits mouillés que dans des cas exeptionnels et dans un environnement protégé!

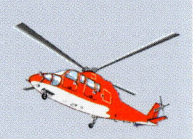

Hypothermie I à IV

Souvent, les différents stades ne peuvent pas être délimités avec précision.

Risque d'arrêt de la circulation lors de

- troubles de la conscience

- absence de frissons thermiques

- pouls faible et lent

- respiration superficielle

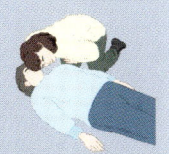

- Dans les stades II et III, le risque de **mort par sauvetage inadéquat** menace, la **réanimation** est nécessaire.
- Lors d'hypothermie avec arrêt circulatoire, poursuivre les mesures de réanimation sans relâche
  > Une personne en hypothermie n'est pas morte tant qu'elle n'est pas réchauffée et déclarée cliniquement morte!
- Constat du décès seulement après le réchauffement à l'hôpital

Gelures

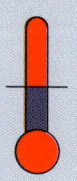

Par temps humide et vent, gelures possibles même par une température au-dessus de 0°C!

En danger: le nez, les oreilles, les extrémités

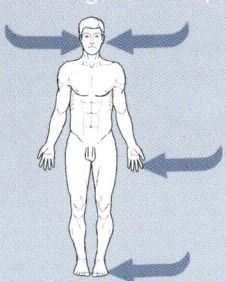

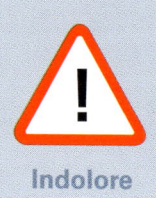

Indolore

Symptômes
I Peau pâle, gris-blanc, absence de sensibilité (immédiatement)
II Cloques, rougeurs, enflures (après 1 à 3 jours)
III Tissus noircis (après 1 à 2 semaines)

L'évaluation du degré de la gelure n'est pas possible sur le terrain, mais
– gelures superficielles: la sensibilité se rétablit après le dégel
– gelures profondes: pas de sensibilité après le dégel.

Mesures à prendre sur place lors de gelures

- Ouvrir les vêtements qui serrent
- Ne pas ôter les chaussures plus de 10 minutes
- Changer les habits mouillés
- Mouvements et massage à sec
- Boissons chaudes

Ne jamais frictionner avec de la neige!

Mesures
à la cabane, par exemple

- Bain d'eau tiède
- Boissons chaudes
- Analgésique, si nécessaire
- Pansement stérile
- Pieds gelés: ne pas laisser marcher la victime
- Transport chez le médecin ou à l'hôpital
- Eviter le regel!

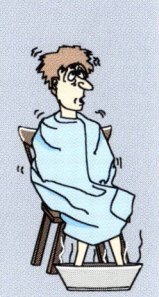

Lésions dues au froid: prévention

Identifier les facteurs de risques et les éviter

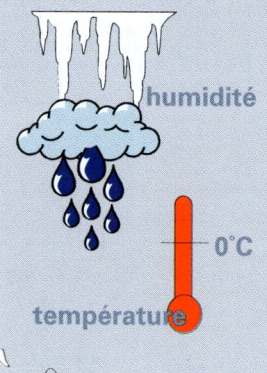

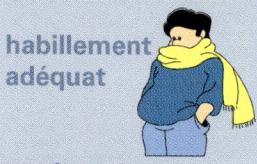

humidité

habillement adéquat

température 0°C

prudence avec les habits moulants

vent

pas de nicotine ni d'alcool

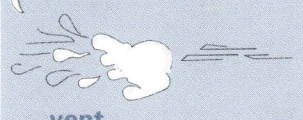

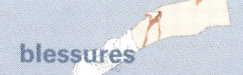

blessures

position accroupie

bonne condition physique

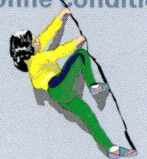

boissons chaudes en abondance

Causes de décès dans une avalanche

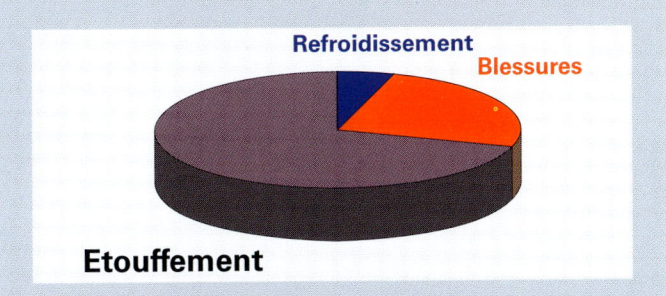

Refroidissement (environ 5%)

Blessures (environ 25%)

    chute

    débris

    skis

Etouffement (environ 70%)

    manque d'air

    obstruction des voies respiratoires

    compression de la cage thoracique

Probabilité de survie après l'ensevelissement sous une avalanche (ensevelissement complet)

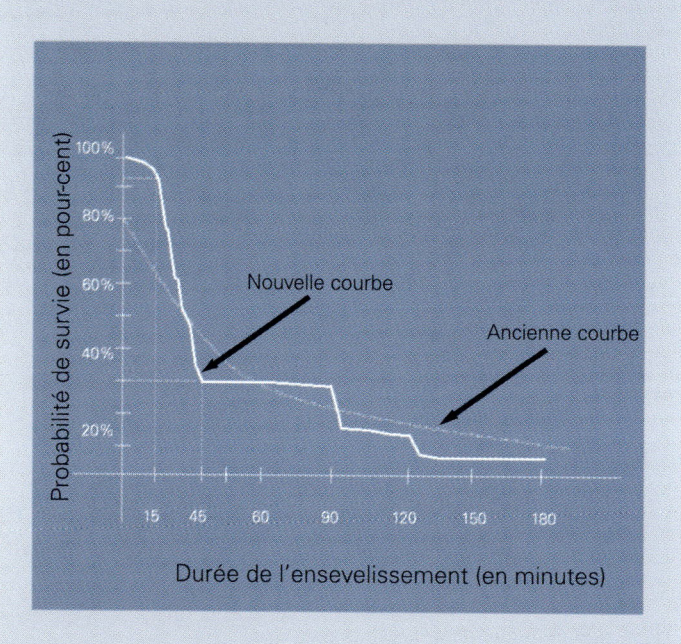

Probabilité de survie (en pour-cent) — Durée de l'ensevelissement (en minutes)

Nouvelle courbe

Ancienne courbe

Interprétation de la courbe de survie

92% des personnes ensevelies complètement sont encore vivantes 15 minutes après le déclenchement de l'avalanche.

Entre 15 et 45 minutes, la probabilité de survie chute à 30%: décès par étouffement.

A partir de 45 minutes, la mortalité est faible, les victimes disposant d'une cavité de respiration survivent.

Après 90 minutes, nouvelle chute de la probabilité de survie: manque d'oxygène, saturation en CO_2, refroidissement.

3% seulement des personnes ensevelies survivent plus de 130 minutes.

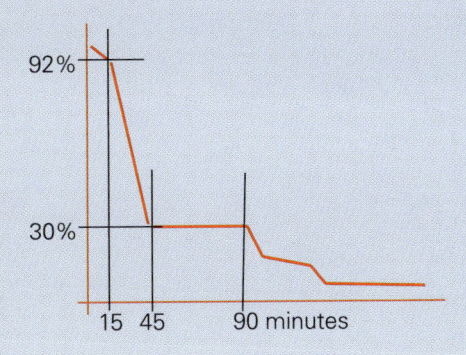

Conséquences

Durée limite pour un sauvetage par les personnes sur place: 15 minutes

Temps = Vie

Durée limite pour le sauvetage organisé: 90 minutes

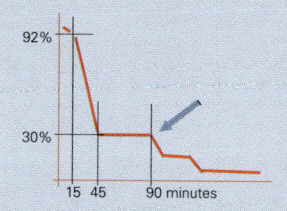

Le risque de décès lors d'un ensevelissement complet est de 57%.

Danger d'avalanche = Danger de mort

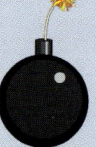

Dégagement d'une victime

Appréciation de l'état de la personne dégagée

- La personne ensevelie disposait-elle d'une cavité de respiration?

- Etat de conscience

- Circulation sanguine

- Respiration

- Lésions

- Refroidissement généralisé (stade?)

Traitement des victimes d'avalanches

Arrêt respiratoire

➡ Respiration artificielle, surveillance

Arrêt circulatoire

➡ Entreprendre la réanimation

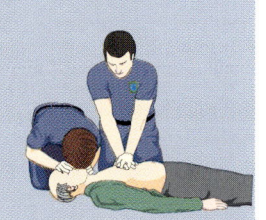

Lésions

➡ Traitement adéquat surveiller

Toujours

➡ Protéger contre le froid, surveiller

Attention!

Une victime d'avalanche risque de se refroidir deux fois plus vite à l'air libre que sous une avalanche!

Affections liées à l'altitude

Les causes des maladies liées à l'altitude

Manque d'oxygène dû à l'altitude

Montée rapide

Efforts physiques

Froid

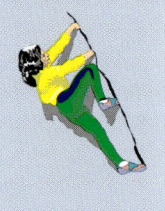

Respiration ralentie durant le sommeil

Prédisposition individuelle

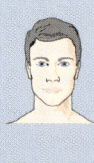

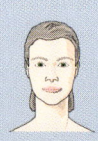

Mal aigu des montagnes

Symptômes (ne se manifestent qu'après 4 à 8 heures):

- Maux de tête, insomnies, apathie
- Nausées, manque d'appétit
- Event. boursouflures (visage, doigts, orteils)

2 de ces symptômes au moins → mal des montagnes

Traitement

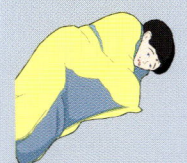

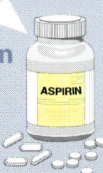

Amélioration en 24 h

Aucune amélioration

évent. analgésique

Aucune amélioration en 24 h

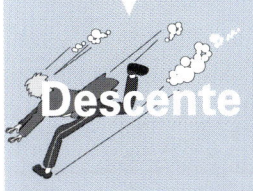

Descente

Signes d'alarme

Vomissements

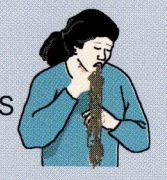

Vertiges / démarche peu sûre

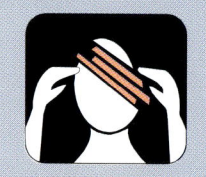

Troubles de l'état de conscience

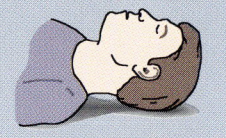

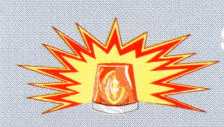

Signes d'alarme

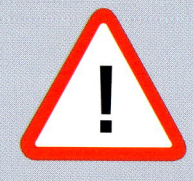

Œdèmes dus à l'altitude

Œdème pulmonaire dû à l'altitude

Symptômes

- Détresse respiratoire croissante, d'abord durant l'effort, puis également au repos
- Respiration rapide
- Respiration bruyante (râles), toux avec expectorations évent. rougeâtres et mousseuses
- Souvent détérioration de l'état durant la nuit

Œdème cérébral dû à l'altitude

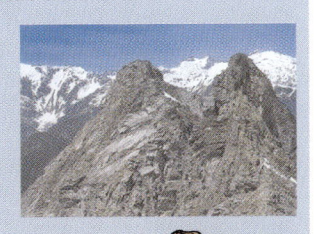

Symptômes

- Maux de tête malgré les analgésiques
- Troubles de l'équilibre / vertiges
- Vomissements
- Troubles de l'état de conscience

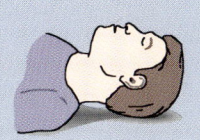

Œdèmes dus à l'altitude

- Détresse respiratoire
- Toux avec expectorations rougeâtres et mousseuses
- Respiration bruyante (râles)
- Vomissements
- Vertiges / démarche peu sûre
- Troubles de l'état de conscience

Attention!

Descente/évacuation ← **Danger de mort**

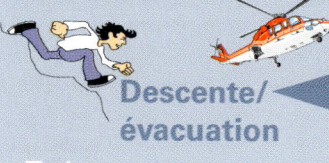

Traitement

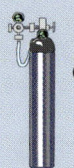

oxygène

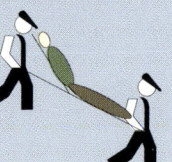

Médicaments en attendant
Dexamethason
Nifedipin

évent. sac hyperbare

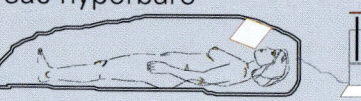

Maladies liées à l'altitude 89

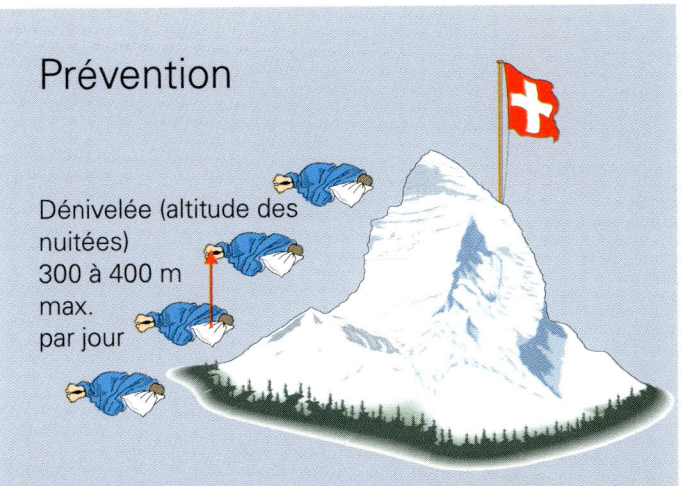

Prévention

Dénivelée (altitude des nuitées)
300 à 400 m max.
par jour

- Prendre au sérieux les signes d'alarme

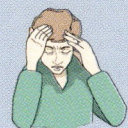

- Pas d'efforts démesurés

- Event. médicaments

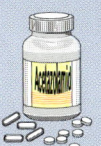

- Boire suffisamment

Chute retenue par la corde / suspension à la corde

Chute retenue par la corde
- Lésions à la tête
- Lésions au dos

Suspension à la corde
- Nerfs paralysés par strangulation
- Arrêt cardiaque et circulatoire avec choc

Mesures
- Soigner les blessures
- Après le sauvetage, position buste surélevé, surveiller, oxygène si disponible
- Evacuation rapide

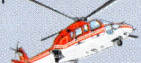

Attention!
➡ Lors d'une chute dans une crevasse, souvent combinaison d'hypothermie et de suspension à la corde!

Morsure de serpents

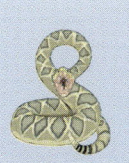

Serpents venimeux dans les Alpes:
vipère commune et vipère aspic

Les morsures de serpents sont peu fréquentes et rarement dangereuses.

Sont le plus souvent mordus: les mains, les jambes ou les pieds.

Symptômes

- Parfois on peut apercevoir l'endroit de la morsure (une ou deux petites incisions).

- Rougeur, tuméfaction douloureuse virant au bleu

- En cas d'empoisonnement de gravité moyenne: faiblesse, vertiges, nausées, vomissements

- Rares sont les réactions allergiques prononcées avec état de choc.

Traitement et prévention

Traitement
- **Calmer** la victime
- Désinfecter l'endroit de la morsure
- Pansement compressif sur la morsure
- **Immobilisation** du membre avec attelle
- Transport chez le médecin ou à l'hôpital; la victime doit éviter de faire des efforts.

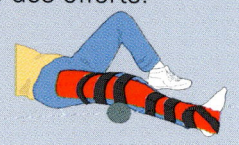

Prévention
- Rester sur ses gardes
- Porter des pantalons longs
- Chaussures montantes, marcher en tapant du pied
- Prudence dans l'herbe haute

Accidents dus à la foudre

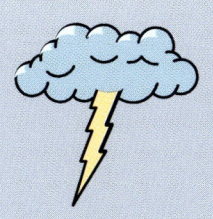

- Troubles de l'état de conscience, perte de connaissance
- Arrêt cardiaque
- Brûlures
- Chute

Mesures

- Position adéquate, assurage, protection et pansement
- Si nécessaire réanimation
- Evacuation rapide

Prévention

- Eviter sommets, arêtes et arbres isolés
- Ne pas toucher le rocher, éviter les couloirs, les cours d'eau
- Position accroupie et isolée du sol, assurage

Signaux de détresse en montagne

Alarme

- Téléphone portable
- Radio de secours munie du canal E 161.300 MHz
- Téléphone d'une cabane CAS (évent. seulement SOS)
- Téléphone SOS dans les installations hydro-électriques etc.
- Déplacement jusqu'au prochain téléphone (toujours au moins deux personnes)

Centres d'alarme

- Appels d'urgence   téléphone 144
- Rega   téléphone 1414
- Canton VS   téléphone 144 ou canal E
- Air-Glaciers   téléphone 1415

Signaux de détresse en montagne

Signes pour les secours aériens

NO
Aide non nécessaire

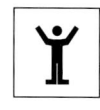

YES
Aide nécessaire

Signaux de détresse internationaux

Emettre six fois par minute un signal, attendre une minute, répéter le signal.
Réponse: Emettre trois fois par minute un signal, attendre une minute, répéter le signal.

Sauvetage héliporté

Place d'atterrissage pour l'hélicoptère de secours

- Surface libre d'obstacles 25 sur 25 m
- A environ 100 m de la place de l'accident
- Ne pas laisser traîner des objets détachés (vêtements, couvertures, etc.)
- N'approcher l'hélicoptère de secours qu'après l'arrêt du rotor
- Garder toujours le contact visuel avec le pilote

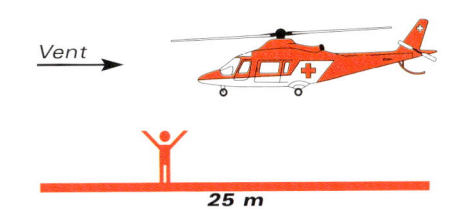

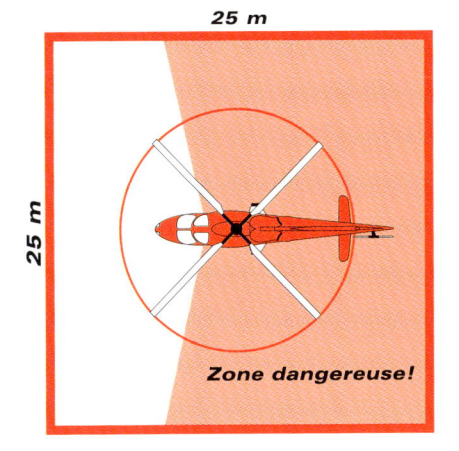

Vent

25 m

25 m

25 m

Zone dangereuse!